Elena Truta

Toxina botulínica: uma revisão

Elena Truta

Toxina botulínica: uma revisão

ScienciaScripts

Imprint
Any brand names and product names mentioned in this book are subject to trademark, brand or patent protection and are trademarks or registered trademarks of their respective holders. The use of brand names, product names, common names, trade names, product descriptions etc. even without a particular marking in this work is in no way to be construed to mean that such names may be regarded as unrestricted in respect of trademark and brand protection legislation and could thus be used by anyone.

Cover image: www.ingimage.com

This book is a translation from the original published under ISBN 978-3-659-83322-9.

Publisher:
Sciencia Scripts
is a trademark of
Dodo Books Indian Ocean Ltd. and OmniScriptum S.R.L publishing group

120 High Road, East Finchley, London, N2 9ED, United Kingdom
Str. Armeneasca 28/1, office 1, Chisinau MD-2012, Republic of Moldova, Europe
Printed at: see last page
ISBN: 978-620-8-32847-4

ÍNDICE DE CONTEÚDOS

Prefácio

A neurotoxina botulínica é utilizada há mais de 20 anos e ainda não foram respondidas questões relevantes. Por exemplo, em que medida é que este tratamento melhora a funcionalidade? Quem são os melhores respondedores? É rentável numa terapia a longo prazo? Quando será estabelecido um guia para a administração da neurotoxina botulínica?

O nosso objetivo foi rever e analisar os dados actuais sobre a utilização da toxina botulínica tipo A na dor da nevralgia do trigémeo, na dor da espasticidade pós-AVC e na dor da síndroma de Raynaud, seguindo o processo de revisão derivado de revisões sistemáticas baseadas na evidência e meta-análises de ensaios clínicos e semi-ensaios.

Entre 125 artigos e revisões sistemáticas, foram encontrados 25 que foram incluídos nesta revisão e divididos em nevralgia do trigémeo (3), síndroma de Raynaud (4) e dor espástica pós-AVC (18). Na dor espástica pós-AVC, 18 ensaios foram divididos em quatro grupos: dor espástica nos membros superiores (3), dor espástica nos ombros (5), dor nos pulsos e dedos (6) e dor nos membros inferiores (4).

A toxina botulínica pode proporcionar um benefício clínico, mas são necessários ensaios clínicos controlados aleatórios duplamente cegos de maior dimensão para investigar a dose ideal, o momento e a indicação para repetir a injeção, a duração da eficácia da terapia, as terapias associadas, o número de locais injectados, o número de ciclos de tratamento e a gama de doses.

1. Antecedentes

1.1. Transmissão colinérgica

O Sistema Nervoso Autónomo divide-se em duas partes principais: a divisão simpática (toracolombar) e a divisão parassimpática (craniossacral). Ambos não estão sob controlo consciente, sendo em grande parte autónomos, e ambos os sistemas utilizam substâncias químicas (norepinefrina para o sistema simpático e acetilcolina para o sistema parassimpático) para a transmissão de informação. .

O sistema parassimpático (craniossacral) utiliza a acetilcolina para a transmissão de informação que ocorre entre as células nervosas e entre as células nervosas e as células efectoras.

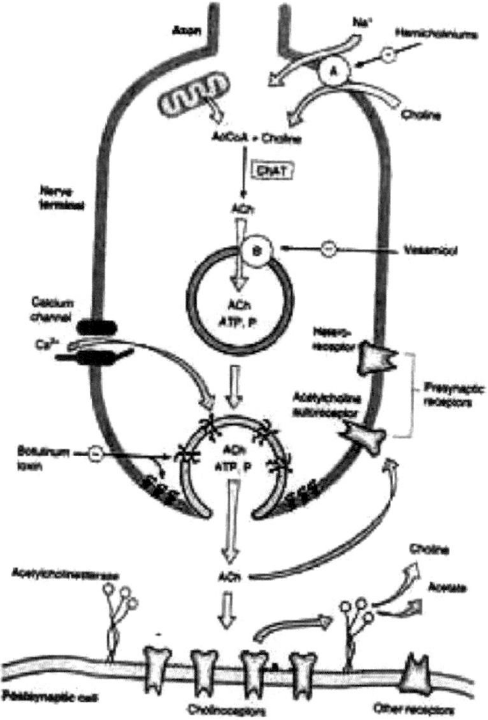

Fig. 1. Transmissão colinérgica (Katzung B.G., 2001).

A acetilcolina é sintetizada no citoplasma a partir do acetilCoA (sintetizado na mitocôndria) e da colina através da ação catalítica da enzima colina acetiltransferase, Fig. 1., que é transportada do citoplasma para as vesículas por um antiportador que remove o protão (**Katzung G.B., 2001**).

A acetilcolina, juntamente com a substância P, o ATP, o proteoglicano e o péptido relacionado com o gene da calcitonina (CGRP), permanece nas vesículas até que um potencial de ação atinja o terminal, aumentando a concentração intracelular de $Ca2^{+}$ que interage com proteínas especiais associadas à membrana vesicular.

A libertação de cálcio provoca a formação de um complexo que leva o vesícula em estreita proximidade com a membrana plasmática e permitindo a fusão da membranas.

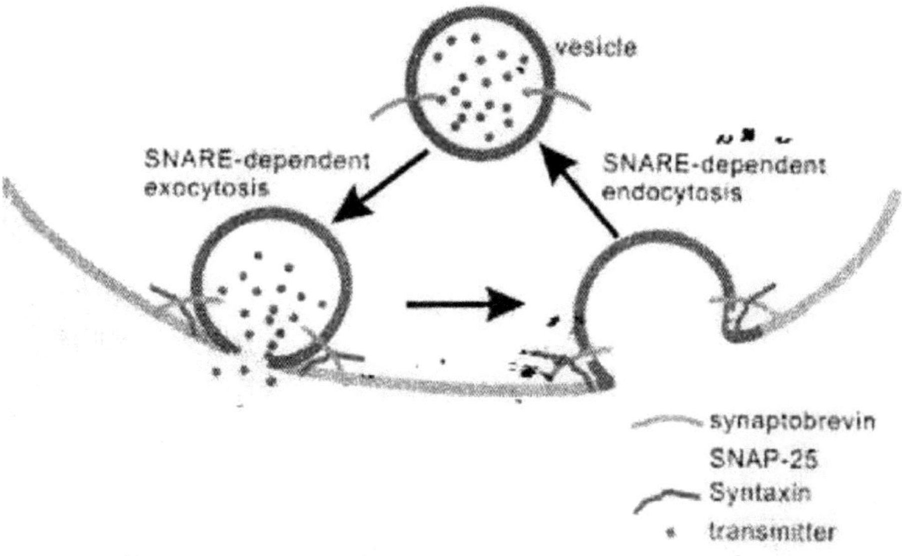

Fig. 2. As proteínas SNARE medeiam o copling da exo-endocitose (Xu J., *et all,* **2013**).

Membrana vesicular, Fig. 2., a proteína liga-se (sinapsobrevina) na membrana terminal através da interação com várias proteínas da membrana terminal SNAP 25 (synaptosomal associated protein 25kDa) e sintaxina (**Xu J.,** *et all,* **2013).**

Resultados anteriores em modelos mutantes de ratos demonstraram um papel crítico para a SNAP 25 no potencial de ação dependente da libertação de sinapses colinérgicas e glutamatérgicas e para a libertação de catecolaminas desencadeada pelo cálcio das células cromafins **(Tafoya L.C.,** *et all,* **2006).**

A fusão da membrana resulta na libertação de acetilcolina juntamente com cotransmissores na fenda sináptica através de um processo denominado exocitoses.

A acetilcolina difunde-se através da fenda e liga-se aos receptores de acetilcolina do músculo, causando despolarização e um potencial de ação que se desloca ao longo do comprimento da célula muscular, desencadeando a contração muscular.

Muitas funções autonómicas podem ser modificadas seletivamente através da utilização de medicamentos que bloqueiam a ação dos transmissores químicos.

1.2. Mecanismo de ação da toxina botulínica tipo A

O processo das vesículas de acetilcolina é bloqueado pela toxina botulínica através da remoção enzimática de dois aminoácidos das proteínas SNAP 2 **(Katzung G.B., 2001).**

Os terminais afectados são inibidos e a contração muscular também.

Inicialmente, pensava-se que a toxina botulínica inibia a libertação de acetilcolina apenas na junção neuromuscular, mas reconhece-se agora que inibe a libertação de acetilcolina nos terminais nervosos colinérgicos autonómicos, bem como a libertação periférica de neurotransmissores envolvidos na regulação da dor.

O mecanismo de ação é complexo, actuando principalmente na junção neuromuscular terminal, mas também exibindo propriedades analgésicas, provavelmente através da inibição da libertação de neurotransmissores da dor (**Garcia Ruiz P.J., 2013**).

A toxina botulínica é uma das substâncias biológicas mais venenosas.

São conhecidas sete exotoxinas antigénicas (A-G), cada uma delas com uma atividade específica a nível molecular. Todos estes serotipos são activos em muitos tipos diferentes de vertebrados (**Rossetto O.**, *et all,* **2014**).

Os tipos A, B, E e F são tóxicos para o homem, enquanto os tipos C e D são tóxicos para os animais e as aves de capoeira.

Recentemente, foi proposto um novo serótipo (H), mas ainda não foi validado experimentalmente (**Dover N.**, *et all,* **2014**).

A ação celular da toxina botulínica ocorre através de um mecanismo de quatro etapas:

- interação com gangliosídeos, proteína 2 da vesícula sináptica e sinaptotagmina;
- internalização do complexo recetor da toxina botulínica no interior dos neurónios;
- translocação da cadeia leve para o citosol neuronal;
- clivagem, pela atividade endopeptidásica do Zn, de proteínas específicas implicadas no equilíbrio dos receptores SNARE (soluble N ethylmaleimide sensitive fator attachment protein receptors).

Diferentes tipos de serotipos de toxinas botulínicas interagem com diferentes tipos de componentes do complexo SNARE.

Os tipos A e E interagem com a proteína associada ao sinaptossoma M 25 (SNAP 25), os tipos B, D, F e G afectam a sinaptobrevina 2 (também denominada VAMP2) e o tipo C actua sobre a sintaxina.

A sinaptobrevina está localizada na membrana da vesícula sináptica, enquanto a SNAP 25 e a sintaxina estão associadas à membrana plasmática (**Barnes M., 2003**).

A clivagem de uma destas proteínas é suficiente para impedir a correta montagem do núcleo SNARE e a consequente fusão das vesículas sinápticas com a libertação neuronal (**Pantano S. & Montecucco C., 2014).**

A toxina botulínica não afecta a síntese ou o armazenamento da acetilcolina nem a condução do sinal elétrico ao longo das fibras nervosas.

Também se coloca a hipótese de que a libertação de substância P, CGRP (peptídeo libertado pelo gene da calcitonina) e glutamato é inibida. A substância P é um péptido libertado central e perifericamente pelas fibras C aferentes primárias nociceptivas, produzindo o efeito analgésico observado nas perturbações primárias da cefaleia botulínica **(Aurora S., 2006).**

A toxina botulínica inibe a libertação do peptídeo relacionado com o gene da calcitonina (CGRP), um neuropeptídeo inflamatório. Reduz a resposta à dor através da inibição do CGRP libertado pelo nervo trigémeo **(Durham P.L.,** *et all,* **2004)** e pelos nervos aferentes **(Rapp D.E.,** *et all,* **2006).**

O glutamato é um estimulante dos neurónios nociceptivos.

A libertação de glutamato a nível periférico resulta em inflamação, dor e edema **(Carlton S.M.,** *et all,* **1998).**

A toxina botulínica inibe a libertação de glutamato a nível periférico e inibe a dor inflamatória, bem como outros sistemas.

Por outro lado, a toxina botulínica pode atuar na terminação nervosa simpática pós-ganglionar que utiliza a norepinefrina e o trifosfato de adenosina como neurotransmissores. Pode produzir um efeito analgésico ao inibir a libertação destes neurotransmissores.

Postula-se que a toxina botulínica está envolvida na adaptação do nervo sensorial através da diminuição das secreções neuroefectoras dos mastócitos, do endotélio dos vasos sanguíneos e do tecido do nervo sensorial.

A neurotoxina botulínica de tipo A e B são os dois únicos serotipos de neurotoxina botulínica para uso clínico.

O tipo A é a toxina mais potente, seguido do B e do E.

As neurotoxinas botulínicas de tipo A são: onabotulinumtoxin A, abobotulinum toxinA, incobotulinum toxinA.

A toxina B de Rimabotulinum é conhecida como toxina botulínica de tipo B.

1.3. Descrição das toxinas botulínicas

A toxina botulínica é uma exotoxina bacteriana produzida pelas bactérias anaeróbias grama-positivas Chlostridum *botulinum,* Clostridium *butyricum* e Clostridium *baratii* durante o crescimento e a reprodução.

O potencial da toxina botulínica como uma intervenção médica útil foi descoberto por cientistas que desenvolviam uma vacina para proteção contra o botulismo.

A onabotulinumtoxina foi preparada por Hall a partir da fermentação da estirpe Clostridum botulinum. É precipitada, filtrada e posteriormente transformada em pó fino seco sob vácuo.

As neurotoxinas botulínicas são proteínas com cerca de 1300 aminoácidos (**Luvisetto S.,** *et all,* **2015**):

- molécula central - polipéptidos de cadeia simples com pesos moleculares de aproximadamente 150 kDa para todos os tipos de neurotoxinas botulínicas da família (A, B, C1, C2, D, E, F e G).

- Esta cadeia simples sofre um processo de nicking ou clivagem por enzimas bacterianas endógenas, resultando numa diceína (dupla) de moléculas que consiste numa cadeia pesada de 100 kDa ligada por ligação dissulfureto a uma cadeia leve de 50 kDa;
- O botox (toxina botulínica tipo A) é constituído por uma cadeia pesada e uma cadeia ligeira que constituem a molécula A central de 150 kDa;
- A cadeia pesada é responsável pela translocação membranar da cadeia leve para o citosol neuronal;
- A cadeia leve é uma endopeptidase de Zn que representa o domínio catalítico

que exprime a atividade de protease (**Johnson E.A.** *&* **Montecucco C., 2008).**

- ❖ As NAP (proteínas acessórias não tóxicas) incluem:
- ▪ hemaglutinina;
- ▪ não tóxicos;
- ▪ proteínas não hemaglutininas;
- ▪ Os NAP ajudam a estabilizar e a proteger a molécula central de alterações de temperatura e de pH baixo; dão um tamanho molecular diferente e estruturas tridimensionais.
- ❖ excipientes:
- ▪ albumina;
- ▪ pequenos açúcares (sacarose, lactos);
- ▪ sais (cloretos de sódio, succinato de sódio).

A atividade da neurotoxina botulínica é influenciada por factores relacionados com o próprio produto, bem como por factores relacionados com o tratamento (**Naumann M.,** *et all,* **2013**).

Os factores relacionados com o tratamento que influenciam a atividade da neurotoxina botulínica são

- ▪ dose adequada;
- ▪ A imunogenicidade pode estar relacionada com a dose;
- ▪ intervalo de tratamento < 2 meses pode aumentar o risco de formação de anticorpos neutralizantes e de não resposta ao tratamento (**Lange O.**, *et all,* **2009**);
- ▪ exposição anterior ou vacinação - pessoal militar, sobreviventes de exposição anterior ao botulismo podem não responder à injeção terapêutica de neurotoxina botulínica (**Hatheway C.L.,** *et all,* **1994**);

- identificar e injetar com precisão o músculo;
- dificuldade em atingir o músculo pretendido.

Os factores relacionados com o produto são:

- processo de fabrico - o método de isolamento, o método de acabamento, o tipo e a quantidade de excipientes, o contacto com superfícies não protegidas (**Gottlieb S.**, **2008);**
- a fonte da toxina pode influenciar a imunogenicidade - aonabotulinumtoxina A contém 5ng/100ui de neurotoxina (**Jankovic J.**, *et all,* **2003);**
- toxina inativa deve ser mantido o mais baixo possível; a rimabotulinumtoxinB contém 23

30% de toxina inativa (**Callaway J.E., 2006**) A agregação e/ou oxidação durante o processo de fabrico determinam a inativação; armazenamento em condições impróprias;

- carga proteica antigénica
  - ✓ a formação de anticorpos neutraizantes está relacionada com a molécula do núcleo;
  - ✓ pode ser referida como a carga proteica antigénica ou a atividade biológica específica;
  - ✓ A onabotulinumtoxina A tem uma carga proteica antigénica de~ 08ng/100ui (**Lietzow M.A.**, *et all,* **2008**);
  - ✓ incobotulinumtoxin A~04406ng/500 UI (**Frevert J.** & **Dressler D.**, **2010**);
  - ✓ rimabotulinumtoxina B~10,7ng/5000 UI;
  - ✓ A atividade biológica específica é definida como o rácio entre as unidades de um produto de neurotoxina botulínica num frasco para injetáveis e a

massa de neurotoxina no frasco para injetáveis (**Nauman M.**, *et all,* **2013**);

- excipientes e proteínas acessórias:
  - ✓ podem causar anticorpos não neutralizados (**Goschel H.**, *et all,* **1997**);
  - ✓ actuam como adjuvantes imunológicos para aumentar a antigenicidade da neurotoxina;
  - ✓ flagelina identificada como um componente proteico da abobotulinumtoxinA; é uma proteína constituinte do aparelho locomotor bacteriano que interage com o Toll-Like Recetor 5 iniciando uma resposta imunitária (**Yoon S.I.**, *et all,* **2012**);
  - ✓ albumina humana com 0,011% de incidência de resposta anafiática;
  - ✓ pequenos açúcares (sacarose, lactose);
  - ✓ sais (cloreto de sódio, succinato de sódio);

1.4. Deteção de anticorpos anti neurotoxina botulínica na clínica

A diminuição da sensibilidade dos doentes à neurotoxina botulínica pode sugerir a presença de anticorpos neutralizantes.

A atividade biológica da toxina e o insucesso do tratamento só podem ser inibidos por anticorpos neutralizantes.

Teste clínico

- fornece provas da presença ou ausência de capacidade de resposta clínica;
- ajudar a orientar a decisão clínica.

Ensaios clínicos

- o teste do anticorpo frontalis (FTAT); dose baixa de neurotoxina botulínica injectada unilateralmente no músculo frontalis ou corrugador do doente; as rugas da testa presentes no sulco simétrico ou glabelar são consideradas insensíveis à neurotoxina botulínica

- injeção unilateral na testa (UBI);
- Teste extensor digitorum brevis (EDB); para doentes com suspeita de heaving secundário sem resposta.

1.5. Indicação

A utilização médica da toxina botulínica como medicamento terapêutico começou após a sua purificação na forma de cristalina e a subsequente descoberta de que a injeção de pequenas quantidades de toxina botulínica num músculo hiperativo causava *um "relaxamento muscular"* temporário.

Atualmente, as indicações clínicas para a toxina botulínica estão a aumentar rapidamente, desde o tratamento do músculo esquelético e liso hiperativo até ao tratamento de perturbações hipersecretoras e dolorosas.

As várias toxinas botulínicas possuem potências individuais, sendo necessário cuidado para garantir o uso correto e evitar erros de medicação (**Marindale, 2005**).

As indicações e os produtos aprovados incluem o seguinte:

- distonia cervical: onabotulinumtoxina A (Botox), abobotulinumtoxina A (Dysport), incobotulinumtoxina A (Xeomin), rimabotulinumtoxina B (Myobloc);
- hiperidrose axilar primária grave - onabotulinumtoxina A;
- estrabismo - onabotulinumtoxina A;
- blefaroespasmo - onabotulinumtoxina A, incobotulinumtoxina A;
- linhas glabelares moderadas a graves - onabotulinumtoxina A;
- distonia cervical (torcicolo espasmódico) para tratar a posição anormal da cabeça e a dor no pescoço em pessoas com 18 anos ou mais - trata-se de uma distonia focal caracterizada por rotação espasmódica da cabeça em resultado de espasmo distónico dos músculos do pescoço - distonia das mãos (registada em

pessoas que fazem movimentos repetitivos com as mãos, como escritores e músicos);

- dores provocadas por espasmos dos músculos esqueléticos: pescoço, ombro, cintura escapular, lombar e cintura escapular - dores pós-colecistectomia associadas a disfunções do esfíncter de Oddi, cefaleias;
- espasticidade - dores lombares e dores nos membros causadas por lesões cerebrais e da espinal medula; espasmo hemifacial (eficaz em 75% dos doentes) - repetir a cada 3 a 4 meses;
- enxaqueca - quando a origem da enxaqueca são os músculos do pescoço ou da face, a injeção intramuscular de Botox pode ajudar a relaxar os músculos afectados durante vários meses, aliviando assim a dor;
- o blefaroespasmo e o estrabismo tratam certos tipos de problemas musculares oculares e o espasmo anormal das pálpebras; no estrabismo podem ser utilizados como terapia adjuvante em doentes com mais de 12 anos - o blefaroespasmo caracteriza-se por um pestanejar involuntário especial que está frequentemente associado a outras distonias da cabeça e do pescoço;
- hiperidrose para tratar a hiperidrose axilar primária grave (bloqueio da transmissão colinérgica no terminal nervoso que inerva as glândulas sudoríparas);
- cirurgia ocular (epiceratoplastia);
- fissura anal;
- distonia laríngea;
- perturbações da micção;
- nistagmo (melhoria da acuidade visual; diminuição da amplitude do nistagmo);
- animus;
- perturbações da motilidade gástrica;

- cosméticos: para melhorar o aspeto de linhas de expressão moderadas a graves entre as sobrancelhas - tratamento de linhas e rugas faciais e degeneração do pescoço relacionada com a idade (**Martindale, 2005**).

1.6. Efeitos adversos

Os efeitos secundários começam dentro de 72 horas após a injeção da toxina botulínica. São mais curtos para o tipo E (horas) e mais longos para o tipo A (até 10 dias) **(Cunha A.B., 2010).**

Uma pequena quantidade de toxina pode entrar no sistema circulatório e produzir efeitos secundários regionais e sistémicos.

Devido à difusão da toxina na circulação sistémica, existe a possibilidade de produção de anticorpos e um potencial para complicações imunomediadas com diminuição da eficácia da toxina botulínica.

A ocorrência de anticorpos parece estar correlacionada com a dose por injeção, a quantidade de proteína botulínica administrada por injeção, o número de injecções administradas e a frequência da injeção.

A toxina botulínica B é antigenicamente distinta da toxina botulínica A.

Os efeitos secundários são específicos de cada uma das doenças que receberam a toxina botulínica.

As reacções adversas mais frequentemente notificadas na distonia cervical são:

- disfagia (19%);
- infeção das vias respiratórias superiores (constipação ou gripe - 12%);
- dor no pescoço (11%) e dor de cabeça (11%). ▪

Em geral, o efeito secundário ocorre na primeira semana após a injeção e pode durar vários meses.

Os efeitos secundários específicos do blefaroespasmo ou do espasmo hemifacial são :

- ptose (20,8%)
- queratites (6,3%);
- lagophtalmos;
- olhos secos (6,3%);
- iritação;
- fotofobia;
- lacrimação;
- edema facial;
- fraqueza facial (menos frequente);
- raramente podem aparecer hematomas e inchaço nas pálpebras (minimizados aplicando uma ligeira pressão no local da injeção imediatamente após a injeção);
- glaucoma de ângulo fechado, ulceração da córnea, especialmente nas pessoas com perturbações do VII nervo (e muito raramente).

Recomenda-se a realização de testes cuidadosos da sensibilidade da córnea em olhos previamente operados, evitando a injeção na área da pálpebra inferior para evitar o ectrópio e também é necessário um tratamento vigoroso do defeito epitelial: desvio vertical em doentes tratados para estrabismo horizontal; hemorragias víricas e retrobulbares em caso de penetrações de agulhas no olho durante o tratamento do estrabismo **(***., 2007).**

Os efeitos secundários específicos na espasticidade focal dos membros superiores associada ao AVC são

- disfagia;
- hipertonia;

- menos frequentemente artralgia e bursite;

Os principais efeitos secundários da utilização de tortocollis são:

- disfagia e acumulação de saliva (ocorre mais frequentemente após injeção no músculo esterno-mastoideu);
- boca seca;
- rinite;
- dor de cabeça;
- rigidez.

A sudação não axilar e o afrontamento são efeitos secundários frequentes na hiperidrose, sendo menos frequentes a mialgia e as dores articulares.

Nos cosméticos, os efeitos secundários específicos são:

- dor de cabeça;
- ptose;
- menos;
- blefarite;
- reacções de fotossensibilidade e pele seca.

1.7. Contra-indicações

As contra-indicações são:

- absoluto:
  - ✓ miastenia gravis adquirida autoimune;
  - ✓ Síndroma de Eaton-Lambert;
  - ✓ gravidez;
  - ✓ amamentação;
  - ✓ infecções locais da pele ou dos músculos;

- ✓ história de efeitos adversos.

- As contra-indicações relativas são:
  - ✓ contratura fixa de uma articulação envolvida a ser injectada;
  - ✓ doença grave do neurónio motor em fase avançada;
  - ✓ polineuropatias.

1.8. Doses e modo de administração

Um frasco normalizado de toxina botulínica contém toxina, albumina humana e cloreto de sódio. O conteúdo é específico de cada preparação individual e não é permutável **(***., 2007).**

A toxina botulínica é mais eficaz num local de injeção local e tem um perfil de segurança elevado.

A administração é feita por via intramuscular no músculo afetado.

Considera-se que o efeito é maioritariamente local. Pode ser repetida em determinados intervalos, dependendo assim da evolução da doença.

O efeito dura normalmente cerca de 3 meses e deve-se à libertação do medicamento injetado nos rebentos não mielinizados e à expansão da região da placa terminal motora.

Após 1 a 3 meses, os terminais inactivados recuperam a função e os novos rebentos e placas terminais regridem.

Alguns dos doentes mostraram uma redução do efeito ao longo do tempo devido a diferentes razões. Uma das razões é o aparecimento de anticorpos que reduzem a resposta ao tratamento. A outra razão são as alterações no estado dos doentes ao longo do tempo.

O modo de administração é específico para cada tipo de afeção e para cada produto farmacêutico.

Na hiperidrose, por injeção intradérmica, 50 unidades de toxina botulínica A em cada axila, injectadas em vários locais, com 1 a 2 cm de distância; o efeito pode durar 4 a 7 meses.

Estrabismo 1,25 a 5 unidades de toxina botulínica A são injectadas no músculo extraocular, com a ajuda de um electomiógrafo; no máximo, são injectadas 25 unidades num só músculo; a dose cumulativa em 30 dias não deve exceder 200 unidades.

Blefaroespasmo 1,25 a 2,5 unidades injectadas no orbicularis oculi das pálpebras superiores e inferiores; máximo de 25 unidades por olho; se interferir com a visão, são necessários locais adicionais (sobrancelha e área facial superior) ou 20 a 40 unidades por olho; dose total de 120 unidades; o tratamento dura cerca de 3 meses.

Cosméticos por injeção intramuscular (1 cm acima da sobrancelha central) 20 unidades de toxinum botulinum A, 4 unidades são administradas em cada um dos 5 locais.

Na espasticidade, recomenda-se a localização do músculo envolvido com orientação electromiográfica; recomenda-se uma dose mais baixa para os doentes com massa muscular reduzida; as doses são específicas para cada preparação individual; 500 unidades (Dysport) injectadas em doses divididas nos dois ou três músculos mais activos; 50 unidades (Botox).

1.9. Interações medicamentosas

deve ser administrada em cada injeção; máximo de 200 unidades; a toxina botulínica B, como a preparação Neurobloc, é injectada em 5000 a 10000 unidades divididas em dois a quatro músculos mais afectados; para Myoblc, a dose inicial é de 2500 a 5000 unidades dadas divididas por injeção intramuscular.

Aumento do efeito bloqueador neuromuscular da toxina botulínica: aminoglicosídeos, bloqueadores neuromusculares (**Stockley I.H., 2001**), espectinomicinas, lincosamidas, polimixinas, tetraciclinas.

1.10. Antitoxina botulínica

A antitoxina botulínica é utilizada para a profilaxia pós-exposição do botulismo e para o tratamento da pessoa que se pensa estar a sofrer de botulismo.

Consideração terapêutica:

- antitoxina botulínica apenas para a toxina não ligada (administrada idealmente no prazo de 24 horas após o início dos sintomas ou sinais) e não reverte as paralisias induzidas pela toxina;
- A guanetidina tem sido utilizada com efeitos variáveis (25-50 mg/kg/dia) para facilitar a libertação de acetilcolina da terminação nervosa, o que por vezes ajuda a aumentar a força muscular (**McPhee J.St., 2009);**
- Deve ser administrado líquido parentérico ou alimentação enquanto persistir a dificuldade de deglutição;
- é necessário um suporte de ventilação para as paralisias respiratórias;
- os medicamentos anticolinesterásicos não têm qualquer valor.

2. Estudo

2.1. Objetivo

O nosso objetivo foi rever e analisar os dados actuais sobre a utilização da toxina botulínica tipo A na dor da nevralgia do trigémeo, na dor da espasticidade pós-AVC e na dor da síndroma de Raynaud, seguindo o processo de revisão derivado de revisões sistemáticas baseadas na evidência e meta-análises de ensaios clínicos e semi-ensaios

2.2. Material e métodos

Foi efectuada uma pesquisa informatizada em bases de dados, incluindo PubMed, Embase, Chochrane Library Clinical Trials, web of science, Medline e Google Scholar, para encontrar os resultados mais recentes sobre a eficácia da toxina botulínica no tratamento da dor associada à nevralgia do trigémeo, à espasticidade pós-AVC e à síndrome de Reynaud.

Entre 125 artigos e revisões sistemáticas, foram encontrados 25 que foram incluídos nesta revisão e divididos em nevralgia do trigémeo (3), síndroma de Raynaud (4) e dor espástica pós-AVC (18). Na dor espástica pós-AVC, 18 ensaios foram divididos em quatro grupos: dor espástica nos membros superiores (3), dor espástica nos ombros (5), dor nos pulsos e dedos (6) e dor nos membros inferiores (4).

Os dados de um ensaio abrangente foram extraídos para uma lista de resultados primários pré-definidos, incluindo: medidas de redução da dor, eventos adversos, qualidade de vida relacionada com a saúde.

Os formulários electrónicos de extração de dados foram preparados com base nas perguntas e objectivos da revisão e em consulta com os membros da equipa de investigação.

Critérios de exclusão: resumos de conferências, fontes não revistas por pares, estudos não publicados, pequenos estudos, estudo de protocolo para ensaio aleatório, estudo de protocolo para revisão sistemática, relato de casos.

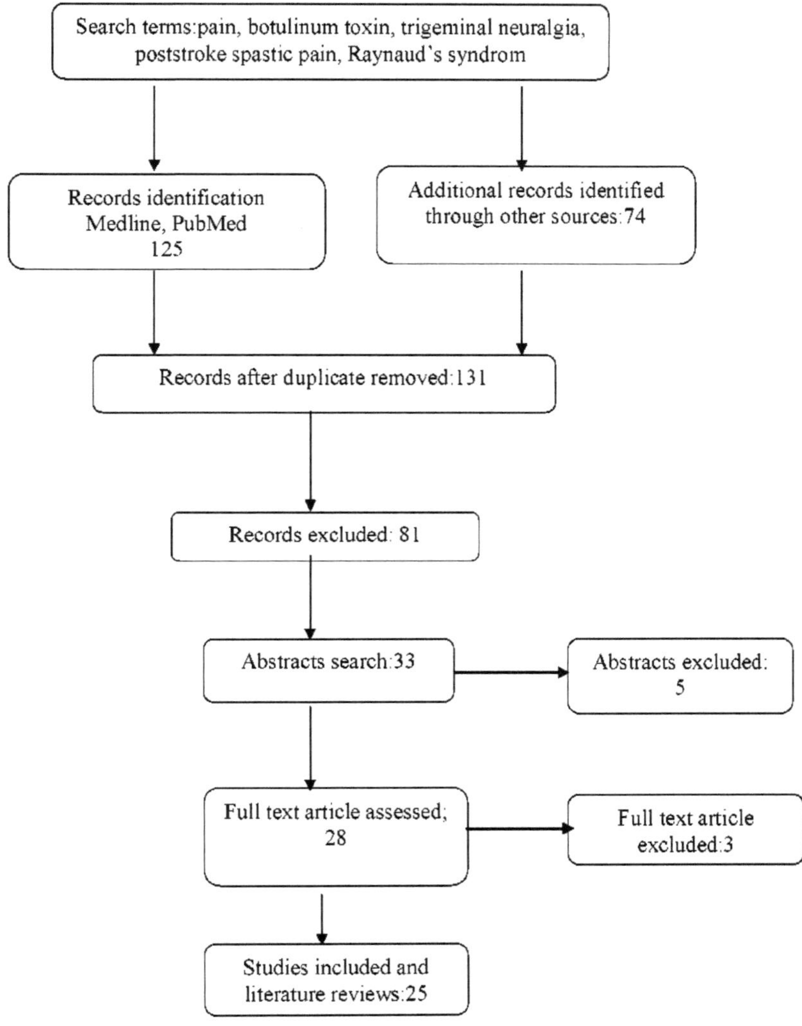

Fig. 3. O fluxograma da revisão da literatura.

O autor analisou todos os potenciais estudos para inclusão em função dos critérios de elegibilidade (título, resumo, texto integral do estudo). Em caso de desacordo, este foi resolvido por discussão e, se necessário, pela consulta de um terceiro membro da equipa.

Foi elaborado um fluxograma que resume o processo de seleção do estudo, incluindo os motivos de inclusão/exclusão (Fig. 3).

A seleção dos estudos foi feita em três fases.

Fase 1: os títulos de todos os estudos recuperados foram considerados juntamente com os critérios de inclusão/exclusão.

Fase 2: os resumos dos estudos selecionados foram consultados e a sua relevância avaliada de acordo com os critérios de inclusão e exclusão.

Fase 3: foi obtido o texto completo de todos os estudos retidos na fase 2 e a sua relevância foi avaliada de acordo com os critérios de inclusão e exclusão.

2.3. Nevralgia do trigémeo

A nevralgia do trigémeo é uma doença dolorosa unilateral do nervo trigémeo caracterizada por ataques paroxísticos de dor intensa, semelhante a um choque elétrico.

As divisões mandibular, maxilar e oftálmica estão envolvidas.

A nevralgia do trigémeo é mais frequente no sexo feminino de meia-idade ou de idade avançada (**Chole R.** *et all,* **2007**).

A compressão do nervo trigémeo perto da zona de entrada da raiz dorsal por um vaso sanguíneo sobreposto é um fator causal ou contributivo importante (**Devor M.,** *et all,* **2002**).

Além disso, também pode ser causada por tumor, esclerose múltipla, infiltração, amiloide, pequenos enfartes ou angiomas na ponte ou na medula ou a causa não pode ser identificada (**Nurmikko T.K.,** *et all,* **2001**).

A cirurgia pode ser o tratamento de eleição em muitos doentes. Embora este procedimento possa aliviar a dor em diferentes graus, muitos podem resultar em efeitos secundários sensoriais.

A carbamazepina tomada durante as fases agudas da nevralgia do trigémeo pode reduzir a frequência e a gravidade dos ataques. A oxcarbazepina, a gabapentina e a lamotigina são alternativas à carbamazepina. Alguns casos respondem à fenitoína; o medicamento pode ser administrado por infusão intravenosa (possivelmente sob a forma de fosfenitoína) numa crise (*****., 2007).**

Em 2002, Micheli et al. relataram o tratamento bem sucedido de um doente com espasmo hemifacial associado a nevralgia do trigémeo com onabotulinumtoxina A, o que abre novas possibilidades.

Depois de consultar a literatura, escolhemos três revisões sistemáticas publicadas por diferentes autores que tinham a mesma investigação como base para o seu trabalho.

A primeira revisão (**Verma G., 2013**) identificou quatro estudos prospectivos e um estudo duplamente cego, aleatório e controlado por placebo (**Borodic G.E.**, *et all,* **2001**, **Piovesan E.J.**, *et all,* **2005**, **Turk U.**, *et all,* **2005**, **Zuniga C.**, *et all,* **2008**, **Wu C.J.**, *et all,* **2012**).

Nesta revisão, foram envolvidos 86 doentes.

Os critérios de sucesso incluíram: doentes com > 50% de redução da intensidade da dor na EVA (Escala Visual Analógica); diminuição da frequência das crises paroxísticas de dor; resposta global dos doentes ao tratamento, Tabela 1.

O critério de sucesso não foi padronizado e baseou-se em parâmetros variáveis como a frequência dos ataques dolorosos, a redução da intensidade da dor com base na EVA.

Os autores sugerem que esta escala de avaliação da dor não foi recomendada pela Associação Internacional para o Estudo da Dor.

A conclusão desta revisão sistemática foi que a literatura científica é insuficiente para estabelecer definitivamente a eficácia da toxina botulínica tipo A no tratamento da nevralgia do trigémeo e que são necessários ensaios controlados aleatórios duplamente cegos de maior dimensão com casos típicos de nevralgia do trigémeo.

A segunda revisão analisou os mesmos cinco estudos de investigação que os primeiros investigadores, no entanto, para além de acrescentar mais um, o sexto (**Hu**

Y. *et al,* **2013**).

As suas conclusões especulam que a toxina botulínica pode proporcionar um benefício clinicamente significativo para a nevralgia do trigémeo em adultos. Faltam ainda ensaios aleatórios, controlados e duplamente cegos bem desenhados para investigar a dose ideal de tratamento com toxina botulínica, a duração da eficácia terapêutica, os efeitos adversos comuns e o momento e a indicação para repetir a injeção.

A terceira revisão sistemática relacionada com esta investigação concluiu que aos estudos da sexta investigação deve ser acrescentado mais um (**Guardiani E.,** *et all,* **2014**).

Concluíram que a toxina botulínica deve ser considerada em doentes que falharam, se tornaram refractários ou são incapazes de tolerar o tratamento farmacológico de primeira linha.

Tabela 1. Caraterísticas dos estudos envolvidos nestas três revisões sistemáticas.

Type of study	Nr patients	Dosees and site of injection	Indication	Effects/Side effects
open-label pilot (Borodic G.E., *et all*, 2001)	11	transcutaneous 20-75ui (7.5ui/site); 10 mm distance /1-3mm depth of injection	trigeminal neuralgia nonresponsive at 3 drugs	8 (72%) 2-4 months facial asymetry slight erythema edeme of skin
randomized open-ended (Turk U., *et all*, 2005)	8	transcutaneous in zygomatic arch 100ui	trigeminal neuralgia refractory to other treatment	good results in 8 cases; mild facial asymmetry
open-label (Piovesan *et all*, 2005)	13	25-75 ui	trigeminal neuralgia refractory to other treatment	4(30.7%)pain free 9(69.3%) 50% reduction in medication doses 2 months transient facial asymmetry
open-label (Zuniga C., *et all*, 2008)	12	20-50ui trigger zone; for mandibular involvment additional injection in masseter muscle	trigeminal neuralgia refractory to other treatment	83.3% reduction in pain for 2month transient facial asymetry
randomized double blind placebo-	42 (22 botox/20 placebo)	75u i intradermal or submucosal	trigeminal neuralgia	68,18% responders transient facial asymetry

controlled (Wu C.J., *et all,* **2012)**				
open-label (Bohluli B., *et all,* **2011)**	15		trigeminal neuralgia	at least 24 weeks
randomized double blind placebo-controlled (Shehata H.S., *et all,* **2013)**	20	intradermal or subcutaneous	trigeminal neuralgia	transient facial paresis

2.4. Dor espástica pós-acidente vascular cerebral

Até à data, foram publicadas diferentes definições de espasticidade.

A espasticidade é uma perturbação motora marcada pelo aumento da velocidade do reflexo de estiramento tónico dependente, aumento do tónus, que pode ser acompanhado por hiperreflexia tendinosa, clonus e presença do sinal de Babinski.

Esta não é uma definição universalmente aceite de espasticidade e diferentes autores propuseram outras, como *hiperatividade muscular, hipertonia muscular reversível* (**Yelnik A.P.,** *et all,* **2010**; **Bakheit A.M.,** *et all,* **2011**).

Na prática clínica, a estimativa da espasticidade é individual e baseia-se no ser humano e na técnica.

Devido à sua fiabilidade e reprodutibilidade, a Escala de Ashorth Modificada é a mais utilizada para avaliar a resistência ao movimento. A escala é ordinal e os seus valores variam entre 0 e 4 (**Wissel J.,** *et all,* **2009**).

A independência funcional do doente é avaliada utilizando o índice de Barthal e a Medida de Independência Funcional.

A espasticidade deve ser tratada por equipas multidisciplinares, individualizadas e deve incluir diferentes modalidades ou técnicas de medicina física e reabilitação

(**Orsini M.**, *et all, 2015)*

O objetivo do tratamento para a gestão da espasticidade é promover a melhoria: das incapacidades, do desempenho das tarefas (mobilidade, transporte, actividades da vida doméstica, diminuição da carga de cuidados, etc.).

O desempenho do paciente após a administração de botox é estimado pela distância percorrida, velocidade e amplitude dos passos.

A análise deve ser efectuada através da normalização do exame físico e de registos do padrão de marcha em gravação vídeo bidimensional ou registos tridimensionais (eletromiografia dinâmica, baropodografia e medição do consumo de energia durante a marcha).

É sabido que o músculo sofre alterações estruturais que, se não forem tratadas, podem levar a contracções fixas e a uma restrição permanente do movimento, resultando numa deformidade rapidamente progressiva do membro (**Luvisetto S.**, *et all,* **2015).**

Em 1989, a Food and Drug Administration aprovou a toxina botulínica para o tratamento do estrabismo. Desde então, uma das principais indicações da toxina botulínica é o tratamento de perturbações caracterizadas por hiperatividade da musculatura e contração excessiva ou inadequada da musculatura.

Pode reduzir a espasticidade focal na sequência de um acidente vascular cerebral, de uma lesão cerebral e de uma paralisia cerebral, mas o seu impacto na melhoria da destreza e dos resultados funcionais continua a ser controverso **(Intiso D., 2012).**

Alguns ensaios sugerem que a eficácia da toxina botulínica pode ser apreciada 6 semanas após a injeção e até 9-12 semanas **(Elia A.E.,** *et all,* **2009).**

A espasticidade é uma perturbação motora frequente em doentes adultos com AVC e a sua incidência é variável, variando entre 17 e 43% **(Lundstrom E.,** ***et all,* 2008**).

A espasticidade é uma caraterística comum da síndrome do neurónio motor superior após o AVC. Pode ter um efeito de incapacidade devido à dor e à mobilidade reduzida dos sobreviventes de AVC, o que pode limitar o efeito potencial da reativação (**Ghasemi M.,** *et all,* **2013**).

Na Alemanha, 3,7 em cada 1000 pessoas sofreram um AVC em 2009. De todos os doentes que sobreviveram, 10,2% desenvolveram espasticidade no espaço de 6 meses.

Não há influência significativa da idade dos doentes, do género, da morbilidade (diabetes, doenças hipertensivas, doenças isquémicas do coração) ou do tipo de AVC no desenvolvimento da espasticidade (**Eggen-Lappe V.**, *et all,* **2013**).

A hipertonia é comum em doentes com disfunção do membro superior após AVC hemiplégico e está associada a maior incapacidade, pior função e menor qualidade de vida relacionada com a saúde. Nos membros superiores, os músculos flexores estão mais frequentemente envolvidos distalmente e, no ombro, a espasticidade dos adutores, flexores e rotadores internos está mais frequentemente ausente (**Marciniak C., 2011**).

Selecionámos 18 ensaios aleatórios de um total de 82 para esta revisão sistemática. Estes 18 ensaios foram divididos em quatro grupos: dor de espasticidade nos membros superiores (3), dor de espasticidade nos ombros (5), dor nos pulsos e dedos (6), dor nos membros inferiores (4).

2.3.1. Membros superiores

Os três estudos abrangeram a dor espástica dos membros superiores em 519 doentes. O tratamento foi iniciado um a seis meses após o AVC. O período médio decorrido desde o AVC foi de cerca de 5,9 anos.

A toxina botulínica foi aplicada em dois ou quatro ciclos.

Toda a avaliação do tratamento foi efectuada entre 8 a 24 semanas após a aplicação da toxina botulínica ou 12 meses no terceiro estudo. No caso dos doentes com quatro ciclos de tratamento com toxina botulínica, cada ciclo foi associado a quatro semanas de fisioterapia.

Neste estudo foi evidente que houve uma melhoria significativa da diminuição da dor 12 meses após o tratamento com toxina botulínica. Relativamente aos outros dois ensaios não se verificou uma redução significativa da dor, Tabela 2.

2.3.2. Dor espástica nos pulsos e dedos

No caso do tratamento com toxina botulínica de doentes que sofrem de dores espásticas no pulso e nos dedos, não se registaram efeitos positivos significativos.

No caso dos doentes que receberam dois ciclos de tratamento de 90u/180u/360u/ placebo, os autores concluíram que não houve uma redução significativa da dor relacionada com as doses administradas.

Tabela 2. Caraterísticas dos estudos envolvidos na dor espástica pós-AVC dos membros superiores.

Nr	Type of stydy/authors	Nr of patients	Time poststroke	Doses/muscle injected	Time assessment	Conclusion
1	randomized double blind (**Shaw L.,** *et all*, **2010**)	333	1 month	BTX-A + 4 weeks therapy programe; 4 cycles therapy	1/3/12 months	significant improvement in pain in favor of the intervention group were seen at 12 months
2	randomized double blind (**Turner-Stokes L.,** *et all*, **2010**)	90	mean time since stroke 5.9 years	500/1000u 2 cycles of treatment 0 - 12 weeks	0/8/20weeks	no pain reduction
3	randomized double blind (**McCrory P.**, *et all*, **2009**)	96	at least 6 months poststroke; mean time 5.9 years	2 cycles of treatment	8/12/20/24 weeks	no differ signifficantly with respsct of pain

Num caso específico, os doentes que tinham recebido outro tratamento concomitante quando a toxina botulínica foi administrada e o tratamento continuou simultaneamente sem ser optimizado, a dor no braço também não melhorou, Tabela 3.

Tabela 3. Caraterísticas dos estudos envolvidos na dor espástica pós-AVC do punho e dos dedos

Nr	Typeof stydy/authors	Nr of patients	Time poststroke	Doses/muscle injected	Time assessment	Conclusion
1	randomized single blind (**Hesse S.**, *et all*, **2012**)	18	6 months later	150u/placebo (Xeomin) 100u deep and superficial flexor 50u wrist flexor	4- 6 weeks	pain was lower in botulinum toxin group
2	randomized doubler blind (**Bhakta B.B.**, *et all*, **2000**)	40		1000u Dysport divided in elbow,wrist, finger + concurent treatment remained unchanged and not optimized	2/6/12 weeks	arm pain was not improved after botulinum toxin group
3	randomized doubler blind (**Kanovsky P.**, *et all*, **2009**)	148		320 u median wrist and finger flexor	up to 20 weeks	asignifficant higher proportion were responders in comparison to placebo 4 weeks later
4	randomized doubler blind (**Janhangir A.W.**, *et all*, **2007**)	27		i.m	1-3 months	there was no signifficant improvement between the two groups
5	randomized doubler blind (**Brashear A.**, *et all*, **2002**)	126		i.m. 200-240ui One treatment	4/6/8/12 weeks	improvement
6	randomized doubler blind (**Childers M.K.**, *et all*, 2004)	91		90/180/360u/placebo		no pain reduction related with dose

2.4.3. Dor espástica no ombro

No grupo da dor espástica do ombro, houve cinco ensaios com um número mais reduzido de doentes (17 - 37).

Tabela 4. Caraterísticas dos estudos envolvidos na dor espástica no ombro pós-AVC

Nr	Type of stydy/authors	Nr of patients	Time poststroke	Doses/muscle injected	Time assessment	Conclusion
1	randomized double blind (**Marciniak C.M.**, *et all*, **2012**)	37		140-200u (Botox) pectoralis major ± terea major	2/4/12 weeks	the observed pain reduction was no greate than placebo
2	randomized double blind (**Lim J.Y.,** *et all*, **2008**)	29	≤24 months	100u/triamcinolon i.a. one session (Botox) infraspinatus pectoralis subscapularis	12 weeks	suggest that injection of botox might provide more pain relief than intrarticular steroids
3	randomized double blind (**Marco E.**, *et all*, **2007**)	31		500u + transcutaneous electrical stimulation for 6 weeks Pectoralis major in paretic side		significantly greater improvement from the first week
4	randomized double blind (**Kong K.H.**, *et all*, **2007**)	17	more than 3 weeks poststroke	500u/placebo Onetime injection pectoralis major biceps brachis	4/8/12 weeks	no difference could be demonstrated between the two groups
5	randomized double blind (**Yelnik A.P.**, *et all*, **2007**	20		500u/placebo single dose subscapularis muscle	1/2/4 weeks	pain improvement was observed from week 1; Score diference at 4 weeks was 4/1

Nalguns estudos, o tratamento começou uma ou mais semanas após o AVC e, noutros, menos de 24 meses. Nos restantes estudos, não foi mencionado o período após o AVC.

Os autores provaram que o tratamento a que os pacientes foram submetidos variou de acordo com a dosagem, que permaneceu quase a mesma, mas o local da injeção diferiu. Por exemplo, num caso a dosagem de botox foi aplicada apenas num local (músculo subescapular ou peitoral maior + tereas maior), noutro estudo foi aplicada em dois locais (peitoral maior e bíceps braquial) e ainda noutro caso foi aplicada em três locais (infraespinal, subescapular e peitoral).

Houve um caso especial em que o botox foi aplicado em apenas um local, no entanto, foi associado a estimulação eléctrica após infiltração durante seis semanas, Tabela 4.

Nos três primeiros estudos apresentados os resultados não foram bem conclusivos de redução da dor. No último estudo da associação de botox com estimulação eléctrica a melhoria da redução da dor foi a partir da primeira semana.

2.4.4. Espasticidade dos membros inferiores

No grupo da dor espástica dos membros inferiores, incluímos três ensaios aleatórios duplamente cegos e um ensaio aberto.

Em todos os grupos havia 364 pacientes. Um dos estudos referia-se à hipertonia do músculo da barriga da perna, outro ao dedo do pé espástico, outro ainda ao plantaflexor. O último referia-se à dor nos membros inferiores em geral.

O maior estudo de 234 doentes utilizou três tipos de doses: 500u/1000u/1500u. Doze semanas depois, registou-se uma redução pequena mas significativa da dor nos membros. O maior benefício registou-se nos doentes que receberam 1500 e 1000 u de Dysport. No tratamento do dedo do pé espástico, foram efectuadas doses nos locais do flexor digitarius, extensor hallucis longus e flexor longus, de acordo com a escala de Ashworth.

Registou-se uma melhoria que se prolongou por 5 a 6 meses. Nos outros dois ensaios, as conclusões do tratamento não foram muito conclusivas. Um deles mostrou que 320 u distribuídas por 2 a 5 músculos foram consideradas seguras e eficazes, **Tabela 5.** A investigação não mostrou exatamente o período em que o tratamento com toxina botulínica começou após o AVC, que variou de 3 semanas a 5,9 anos.

Em alguns casos, foram injectados diferentes locais do respetivo membro, num ou em vários locais.

Noutros estudos, a toxina botulínica foi associada a uma ou mais terapias: fisioterapia, estimulação eléctrica ou uma mistura de diferentes tipos de medicamentos.

O número de pacientes que foi aplicado foi insuficiente para ser conclusivo.

Os resultados reais da redução da dor tratada devem ser mencionados, quer sejam significativos ou insignificantes.

Também era importante mencionar o tempo após o AVC em que o tratamento começou, as doses utilizadas, as terapias adicionais e o número de locais injectados.

Na opinião dos autores, o número de pacientes em que este tipo de tratamento foi utilizado deveria ter aumentado para que fosse muito mais claro que havia melhorias específicas e que estas eram mais claras e conclusivas.

Tabela 5. Caraterísticas dos estudos envolvidos na dor pós-espasticidade dos membros inferiores.

Nr	Typeof stydy/authors	Nr of patients	Time poststroke	Doses/muscle injected	Time assessment	Conclusion
1	randomized double blind (**Mancini F.,** *et all*, **2005**)	37		140-200u (Botox) pectoralis major+\tereas major	2/4/12 weeks	320u spread over 2-5 muscles were found to be both safe and effective ; groups 540u and 320u showed a greater and more prolonged response than group 167u
2	randomized double blind (**Pittock S.J.,** *et all*, **2003)**	234		500/1000/1500u Dysport calf muscle	4/8/12 weeks	small but significant reduction in limb pain; greatest benefit were in patients received 1500 and 1000ui
3	open labeled, prospective study (**Suputtitada A., 2002**)	20		25-95u/muscle acdording with Ashworth scale flexor digitarium extensor hallucis longus flexor hallucis longus		there were improvements in all outcome measures; in most patients benefit lasted 5-6 months
4	randomized doubler blind (**Dunne J.W.,** *et all*, **2007**)	85		200/300U	12 weeks	no difference between higher and lower dose

2.5. Síndroma de Reynaud

O Botox foi injetado na mão para relaxar os músculos que rodeiam os vasos sanguíneos contraídos. À medida que estes músculos relaxam, o diâmetro dos vasos aumenta e mais sangue flui para a mão e para os dedos.

A maioria dos doentes regista uma melhoria significativa no prazo de 3-5 dias e o efeito pode durar até 3 meses. A injeção manual de toxina botulínica A parece ser um tratamento eficaz para ulcerações digitais intratáveis e dor de repouso em doentes com doenças vasoespásticas graves (van **Beek Al.,** *et all,* **2001).**

Recentemente, utilizando uma pesquisa na OvidMedline desde 2004, foram efectuados 5 estudos que avaliaram a utilização da toxina botulínica A (Botox) para o tratamento da Síndrome de Ranauld. Em cada estudo, os doentes receberam entre 10 e 100 ui de botox nos dedos e nas mãos. Todos os doentes apresentaram uma melhoria global da dor, bem como uma redução da ulceração dos tecidos moles.

Os resultados são promissores, mas a conceção dos estudos deve ser melhorada para uma melhor compreensão do mecanismo de ação, da dose adequada e da frequência da dose.

Considera-se que o botox afecta o músculo liso vascular através de dois mecanismos adicionais: bloqueando a transmissão da vesícula de norepinefrina, impedindo a vasoconstrição simpática do músculo liso vascular, e bloqueando o recrutamento de 2-adrenoreceptores específicos, o que diminui a atividade do nociceptor de fibra C regulado positivamente, o que leva a uma redução da constrição do músculo liso vascular induzida pelo frio e da dor **(Iorio M.L.,** *et all,* **2012)**.

2.6. Conclusão

A toxina botulínica pode proporcionar um benefício clínico para a nevralgia do trigémeo, mas são necessários ensaios clínicos aleatórios controlados, duplamente cegos e com amostras maiores para investigar a dose ideal, o momento e a indicação para repetir a injeção e a duração da eficácia da terapia.

Os resultados são promissores na síndroma de Raynaud, mas o desenho dos estudos deve ser melhorado para uma melhor compreensão do mecanismo de ação, da dose adequada e da frequência da dose.

No caso da dor espástica pós-AVC, na opinião do autor, o número de pacientes nos quais a toxina botulínica foi utilizada deveria ter sido aumentado, de modo a que fosse muito mais claro quando o tratamento começou após o AVC, as terapias associadas, o número de locais injectados, o número de ciclos de tratamento, a gama de doses.

A neurotoxina botulínica é utilizada há mais de 20 anos e ainda não foram respondidas questões relevantes. Por exemplo, em que medida é que este tratamento melhora a funcionalidade? Quem são os melhores respondedores? É rentável numa terapia a longo prazo? Quando será estabelecido um guia para a administração da neurotoxina botulínica?

3. Referências

Aurora S. Botulinum toxin type A for the treatment of migraine, Expert Opin Pharmacother, **2006**, 7(8), 1085-1095;

Bakheit A.M., Fheodoroff K., Molteni F. Espasticidade ou hipertonia muscular reversível? J Rehabil Med. **2011** May; 43(6): 556-7;

Barnes M. Botulinum toxin - mechanisms of action and clinical use in spasticity, Rehabil Med **2003**; (Suppl. 4): 56-59;

van **Beek A.L.,** Lim P.K., Gear A.J., Pritzker M.R. Management of vasospastic disorders with botulinum toxin A, Plastic Reconst Surg, **2007**, 119(1); 217-26;

Bhakta B.B., Cozens J.A., Chamberlain M.A., Barnford J.M. Impact of botulinum toxin type A on disability and carer burden due to arm spasticity after stroke: a randomised double blind placebo controlled trial, J Neurol. Neurosurg, Psychyatry**, 2000,** 69(2), 217-21;

Bohluli B., Motamedi M.H., Bagheri S.C., Bayat M., Lassemi E., Navi F., Moharamnejad N. Use of botulinum toxin A for drug- refractory trigeminal neuralgia: preliminary report, Oral Surgry, Oral Medicine, Oral Pathology, Oral Radiology and Endodontology; **2011**, 111(1); 47-50;

Borodic G.E. Acquadro M., Johnson E.A**.** Botulinum toxin therapy for pain and inflammatory disorders: mechanisms and therapeutic effects, Expert Opin Investig drugs, **2001**, 10(8), 1531-1544;

Brashear A., Gordon M.F., Elovic E., Kassicieh V.D., Marciniak C., Do M., Lee C.H., Jeenkins S., Turkel C. Botox post-spasticity study group, Intramuscular injection of botulinum toxin for the treatmant of wrist and finger spasticity after stroke, N.Engl. J Med, **2002**, 347(6); 395-400;

Callaway J.E. Botulinum toxin type B (Myobloc): pharmacology and biochemistry. Clin Dermatol. **2004**; 22:23-28;

Carlton S.M., Hargett G.L., Coggeshall R.E. Localization and activation of glutamate receptors in unmyelined axons of rat glabrous skin, Neuroscience Letters, **1995**, 197(1), 25-28;

Childers M.K., Brashear A., Jozefczyk P., Reding M., Alexander D., Good D., Walcott J.M., Jenkins S.W., Turkel C., Molloy P.T. Dose-dependent response to intramuscular botulinum toxin type A for uupper limb spasticity in patients after a stroke Arch. Phys Med Rehabil, **2004**, 85(7), 1063-9;

Chole R., Patil R., Degwekar S.S., Bhowate R.R. Drug treatment of trigeminal neuralgia: a systematic review of the literature, Journal of Oral and Maxillofac Surg, **2007**, 65(1); 40-45;

Cunha A.B. Antibiotic Essentials, Physicians' Press, **2010**, 165-167;

Devor M., Amir R., Rappaport Z.H. Phatophysiology of trigeminal neuralgia the ignition hypothesis; Clin, J Pain **2002**, 18(1); 4-13;

Dover N., Barash J.R., Hill K.K., Xie G., Arnon S.S. Caracterização molecular de um novo gene da neurotoxina botulínica tipo H. J Infect Dis. **2014** 15; 209(2): 192-202;

Dunne J.W., Gracies J.M., Hayes M., Zeman B., Singer B.J. Multicenter Study Group, A prospective, multicentre, randomized, double blind, placebo-controlled trial of onabotulinumtoxin A to treat plantaflexor/invertor overactivity after stroke, Clin Rehail, **2012**, 26(9), 787-97;

Durham P.L., Cady R., Cady R. Regulation of calcitonin gene related peptide secretion from trigeminal nerve cells by botulinum toxin type A: implications for migraine therapy, Headache, **2004**, 44(1), 35-42;

Eggen-Lappe V., Koster I., Schubert I. Estimativa de incidência e tratamento orientado para a quidelina para a espasticidade pós-AVC: uma análise baseada nos dados do seguro de saúde estatutário alemão, Int J Gen Med, **2013**, 6 135-44;

Elia A.E., Fillipini G., Calandrella D., Albanese A. Botulinum neurotoxin for post-stroke spasticity in adults: a systematic review, Mov Disord, **2009,** 24(6); 801-812;

Frevert J., Dressier D. Complexing proteins in botulinum toxin type A drugs: a help or a hindrance? Biologics. **2010**; 4: 325-332;

Garcia Ruiz P.J. Applicationa of botulinum toxin in neurology Med Chi(Barc), **2013**, 141, 33-6;

Ghasemi M., Salari M., Khorvash F., Shyganneiad V. Uma revisão da literatura sobre a eficácia e segurança da toxina botulínica: uma injeção na espasticidade pós-AVC. Int J., Prev Med, **2013**, 4(Suppl 2), 5147-58;

Goschel H., Wohlfarth K., Frevert J., Dengler R., Bigalke H. Terapia com toxina botulínica A: anticorpos neutralizantes e não neutralizantes - consequências terapêuticas. Exp Neurol. **1997**; 147: 96;

Gottlieb S. Biosimilars: policy, clinical, and regulatory considerations. Am J Health Syst Pharm. **2008;**

Guardiani E., Sadoughi B., Blitzer A., Sirois D. A new treatment paradigm for trigeminal neuralgia using botulinum toxin type A, Laryngoscope **2014,** 124(2), 413-7;

Hatheway C.L., Dang C. Immunogenicity of the neurotoxins of *Clostridium botulinum* (Imunogenicidade das neurotoxinas de *Clostridium botulinum).* In: Jankovic J, Hallett M, editores. Therapy with botulinum toxin. New York: Marcel Dekker; **1994**. pp. 93-107.

Hesse S., Mach H., Frohlich S., Behrend S., Werner C., Meizer I. Um tratamento precoce com toxina botulínica A em pacientes com AVC subagudo pode prevenir uma rigidez incapacitante dos flexores dos dedos seis meses mais tarde: um ensaio controlado aleatório, Clin Rehabil, **2012**, 26(3), 237-245;

Hu Y., Guan X., Fan L., Li M., Liao Y., Nie Z., Jin L. Eficácia terapêutica e segurança da toxina botulínica tipo A na neuralgia do trigémeo: uma revisão sistemática, J Headache Pain, **2013** 14(1), 72;

Intiso D. Therapeutic use of botulinum toxin in neurorehabilitation, J Toxicol., **2012;**

Iorio M.L., Masden D.L., Higgins J.P. Botulinum toxin A treatment of Raynaud's Phenomenon: a review, Semin Arthritis Rheum Feb 41(4); 599-603, Elsevier, **2012;**

Jahangir A.W., Tan H.J., Norlinah M.I., Nafisah W.Y., Ramesh S. Hamidon B.B., Raymond A.A. Intramuscular injection of botulinum toxin for the treatment of wrist and finger sasticity after stroke, Med J Malaysia, **2007**, 62(4), 319-22;

Jankovic J., Vuong K.D., Ahsan J. Comparação da eficácia e da imunogenicidade da toxina botulínica original versus a atual na distonia cervical. Neurology. **2003**; 60:1186-1189

Johnson E.A., Montecucco C. Capítulo 11 Botulismo. In: Engel Andrew G., editor. Handbook of clinical neurology. Vol. 91. Elsevier; 2008. pp. 333-368.

Kanovsky P., Slawek J., Denes Z., Platz T., Sassin I., Cornes G., Grafe S. Efficacy and safety of botulinum neurotoxin NT 201 in poststroke upper limb spasticity, Clin Neuropharmacol, **2009**, 32(5) 259-65;

Katzung G.B., Basic & Clinical Pharmacology, Lange, 8ª edição, **2001**, 75-83, 107-119;

Kong K.H., Neo J.J., Chua K.S. A randomized controlled study of botulinum toxin A in the treatmant of hemiplegic shoulder pain associated with spasticity, Clin Rehabil, **2007**, 21(1), 28-35;

Lange O., Bigalke H., Dengler R., Wegner F., deGroot M., Wohlfarth K. Neutralizing antibodies and secondary therapy failure after treatment with botulinum toxin type A: much ado about nothing? Clin Neuropharmacol. **2009**;32:213-218;

Lietzow M.A., Gielow E.T., Le D., Zhang J., Verhagen M.F. Subunit stoichiometry of the *Clostridium botulinum* type A neurotoxin complex determined using denaturing capillary electrophoresis. Protein J. **2008**;27: 420-425.

Lim J.Y., Koh J.H., Paik N.J. Intramuscular botulinum toxin A reduces hemiplegic shoulder pain: a randomized, double-blind, comparative study versus intraarticular triamcinolone acetonide, Stroke, **2008**, 39(1), 126-31;

Lundstrom E., Terent A., Borg J. Prevalence of disabling spasticity 1 year after first- ever stroke, Eur J Neurology, **2008**, 15(6), 533-539;

Luvisetto S., Gazerani P., Cianchetti C., Pavone F. Toxina Botulínica Tipo A como Agente Terapêutico contra Cefaleias e Distúrbios Relacionados Toxinas **2015**, 7(9);

Luvisetto S., Gazerani P., Cianchetti C., Pavone F. Botulinum Toxin Type a as a Therapeutic Agent against Headache and Related Disorders. Toxins (Basileia). **2015** Sep 23;7(9):3818-44;

Mancini F., Sandrini G., Moglia A., Nappi G., Pacchetti C. A randomized, double-blind, dose- ranging study to evaluate efficacy and safety of three doses of botulinum toxin(Botox) for the treatmant of spasticity foot, Neurol Sci, **2005**, 26(1); 26-31;

Marciniak C. Poststroke hypertonicity: upper limb assessment and treatment, Top Stroke Rehabil, **2011**, 18(3), 179-94;

Marciniak C.M., Harvey R.L., Gagnon C.M., Duraski S.A., Denby F.A., Mc Carty S., Bravi L.A., Polo K.M., Fierstein K.M. Does botulinum toxin type A decrease pain and lessen disability in hemiplegic survivors of stroke with shoulder pain and spasticity? a randomized, double blind, placebo controlled trial, Am J. Phys Med Rehabil, **2012**, 91(12); 1007-19;

Marco E., Duarte E., Vila J., Tejero M., Guillen A., Boza R., Escalada F., Espadaler J.M. Is botulinum toxin type A effective in the treatmant of spastic shoulder pain in patients after stroke? Um ensaio clínico aleatório duplamente cego, J Rehabil Med. **2007**, 39(6); 440-7;

Martindale, The complete drug reference, 34th edition, Pharmaeutical Press,

2005;

McCrory P., Turner-Stokes L., Baguley I.J., de Graaff S., Katrak P., Sandanam J., Davies L., Munnes M., Hughes A. Botulinum toxin A for treatment of upper limb spasticity folwoing stroke: a multi-centre randomized placebo-controlled study of the effects on quality of life and other person-centred outcome, J Rehabil Med, **2009,** 53644;

McPhee St.J, Papadaki M, Current medical Diagnosis and Treatment, Lange, 48.ª edição, **2009;**

Naumann M., Boo L.M., Ackerman A.H., Gallagher[CJ] ' Imunogenicidade das toxinas botulínicas J Neural Transm. **2013** Feb; 120(2): 275-290;

Nurmikko T.K., Eldridger P.R. Trigeminal neuralgia: pathophysiology, diagnosis and current treatment, Br J Anaest **2001**, 87(1); 117-132;

Orsini M., Leite M.A.A., Chung T.M., Bocca W., Alves de Souza J., Gameiro de Souza O., Moreira R.P., Bastos V.H., Teixeira S., Oliveira A.B., Bruno da Silva Moraes, Matta A.P., Jacinto L.J. Botulinum neurotoxin type A in neurology: update, Neurolog Int **2015**;

Pantano S., Montecucco C. O bloqueio do aparelho de libertação de neurotransmissores por neurotoxinas botulínicas. Cell Mol Life Sci. **2014** Mar; 71(5): 793-811;

Pioversan E.J., Teive M.G., Kowacs P.A., Della Coletta M.V., Werneck L.C, Silberstein S.D. An open study of botulinum - A toxin treatment of trigeminal neuralgia, Neurology, **2005,** 65(8), 1306-1308;

Pittock S.J., Moore A.P., Hardiman O., Ehler E., Kovac M., Bojakowski J., Al Khawaja I., Brozman M., Kanovsky P., Skoromet A., Slawek J., Reichel G., Stenner A., Timerbaeva S., Stelmasiak Z., Zifro U.A., Bhakta B., Coxon E. A double -blind randomised placebo-controlled evaluation of three doses of botulinum toxin type A (Dysport) in the treatmant of spastic equinovarus deformity after stroke, Cerebrovasc

Dis, **2003**, 15(4), 289-300;

Rapp D.E., Turk K.W., Bales G.T., Cook S.P. Botulinum toxin type A inhibits calcitonin gene related peptide release from isolated rat bladder, Journal of Urology, **2006**, 175(3 P1), 1138- 42;

Rossetto O., Pirazzini M., Montecucco C. Botulinum neurotoxins: genetic, structural and mechanistic insights Nature Reviews Microbiology, 12, 535-544, **2014**;

Shaw L., Rodgers H., Price C., van Wijck F., Shackley P., Steen N., Barnes M., Ford G., Graham L. BoTULS investigators, BoTULS, A multicentre randomised controlled trial to evaluate the clinical effectiveness and cost-efectiveness of treating upper limb spasticity due to stroke with botulinum toxin type A, Health Technol Assess, **2010**, 14(26), 1-113;

Shehata H.S., El-Tamawy M.S., Shalaby N.M., Ramzy G. Botulinum toxin type A: could it be an effective treatment option in intractable trigeminal neuralgia?, J Headache Pain, **2013**, 19; 14(1), 92;

Stokely I.H. Drug interaction, quinta edição, Pharmaceutical Press, **2001**;

Suputtitada A. Local botulinum toxin type A injections in the treatment of spastic toes, Am J, Phy, Med Rehabil, **2002**, 81(10); 770-5;

Tafoya L.C., Mameli M.. Miyashita T., John F., Guzowski C., Valenzuela F., Wilson M.C. Expressão e função dos neurónios SNAP-25 como componente SNARE universal nos neurónios GABAérgicos, J Neurosci. **2006,** 26(30): 7826-7838;

Turk U., Ilhan S., Alp R., Sur H. Botulinum toxin and intractable trigeminal neuralgia, Clinical Neuropharmacol, **2005**, 28(4), 161-162;

Turner-Stokes L., Baguley I.J., DeGraff S., Katrak P., Davies L.. McCrory P., Hughes A. Goal attainment scaling in the evaluation of treatment of upper limbity with botulinum toxin: a secondary analysis from a double -blind placebo- controlled randomized clinical trial, J Rehabil Med, **2010**, 42(1), 81-9;

Verma G. Role of botulinum toxin type A(BTX-A) in the management of trigeminal neuralgia, Pain Res Treat, **2013;**

Wissel J., Ward A.B., Erztgaard P., Bensmail D., Hecht M.J., Lejeune T.M., Schnider P., Altavista M.C., Cavazza S., Deltombe T., Duarte E., Geurts A.C., Gracies J.M., Haboubi N.H., Juan F.J., Kasch H., Kâtterer C., Kirazli Y., Manganotti P., Parman Y., Paternostro-Sluga T., Petropoulou K., Prempeh R., Rousseaux M., Slawek J. Tieranta N. European consensus table on the use of botulinum toxin type A in adult spasticity. J Rehabil Med. **2009** Jan;41(1):13-25;

Wu C.J., Lian Y.J., Zheng Y.K., Zhang H.F., Chen Y., Xie N.C., Wang L.J. Botulinum toxin type A for the treatment of trigeminal neuralgia: results from a randomized, double-blind, placebo-controlled trial, Cephalgia, **2012**, 32(6), 443-450;

Xu J., Luo F., Zhang Z., Xue L., Wu X.Sh., Chiang H.Ch., Shin W., Wu L.G., SNARE Proteins Synaptobrevin, SNAP-25, and Syntaxin are involved in rapid and slow endocytosis at synapses, Cell Reports, **2013**;

Yelnik A.P., Colle F.M., Bonan I.V., Vicaut E. Treatmant of shoulder pain in spastic hemiplegia by reducing spasticity of the subscapular muscle: a randomised, double blind, placebo-controlld study of botulinum toxin A, J Neurol. Neurosurg. Psychiatry, **2007**, 78(8), 845-8;

Yelnik A.P., Simon O., Parratte B., Gracies J.M. How to clinically assess and treat muscle overactivity in spastic paresis (Como avaliar e tratar clinicamente a hiperatividade muscular na paresia espástica). J Rehabil Med. **2010** Oct; 42(9);

Zuniga C., Diaz S., Piedimonte F., Micheli F. Beneficial effects of botulinum toxin type A in trigeminal neuralgia, Arq. de Neuropsiquiatria, **2008**, 66(3A), 500503;

*****.** www.bnf.org, março **de 2007;**

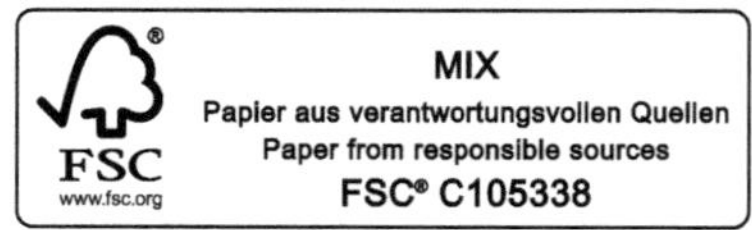

Printed by Books on Demand GmbH, Norderstedt / Germany